AF309178

DES AFFECTIONS CUTANÉES

PRODUITES

PAR LE TRICOPHYTON

DES AFFECTIONS CUTANÉES

PRODUITES

PAR LE TRICOPHYTON

PAR

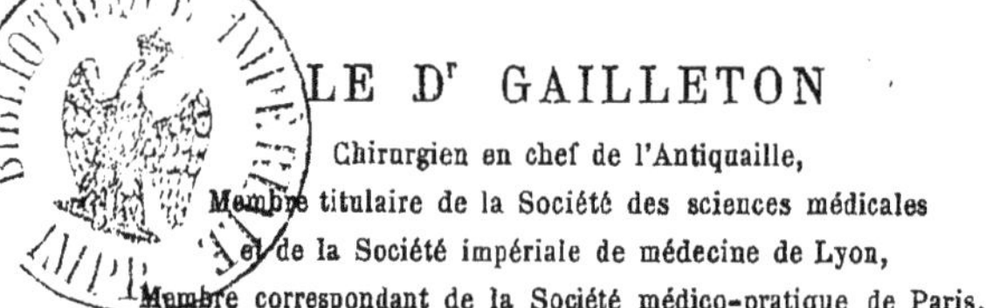

LE Dr GAILLETON

Chirurgien en chef de l'Antiquaille,
Membre titulaire de la Société des sciences médicales
et de la Société impériale de médecine de Lyon,
Membre correspondant de la Société médico-pratique de Paris.

MÉMOIRE LU AU CONGRÈS MÉDICAL DE LYON,
LE 28 SEPTEMBRE 1864.

PARIS
LIBRAIRIE F. SAVY
Rue Hautefeuille, 21.

1865

DES AFFECTIONS CUTANÉES

PRODUITES

PAR LE TRICOPHYTON

Parmi les végétaux parasites vivant sur la peau, le tricophyton se fait remarquer :

1° Par l'activité de son pouvoir contagieux ;

2° Par les formes diverses sous lesquelles il se présente et qui peuvent être autant de causes d'erreur ;

3° Par la ténacité qu'il oppose aux médications les plus rationnelles, lorsqu'il a envahi le système pileux.

La forme la plus grave de cette affection parasitaire (teigne tondante) s'observait autrefois rarement; dans son traité de Dermatologie, M. le Dr Baumès dit l'avoir rencontrée trois fois seulement à l'Antiquaille sous forme d'herpès tonsurant, et la physionomie spéciale et si frappante de cette singulière affection n'eût pas échappé à l'observation attentive de ce savant maître. Aujourd'hui, l'herpès envahit les grandes villes, les écoles, voire même certaines localités tout entières, notre cité paye largement son tribut à la contagion. Ces divers motifs m'ont engagé à vous soumettre quelques réflexions au sujet de la prophylaxie et du mode de production de la tricophytie.

I. — HISTOIRE NATURELLE DU TRICOPHYTON.

Les végétaux parasites qui naissent et croissent sur la peau de l'homme vivant, sont des plantes appartenant aux espèces les plus inférieures de la famille des champignons. Leur organisation est des plus rudimentaires.

A l'œil nu, ces parasites forment de petits amas de poussière jaune et concrète (favus), des lamelles gris blanchâtres (herpès tonsurant), ou des débris informes se distinguant à peine des résidus épidermiques (vitiligo, pityriasis versicolor, etc.)

L'examen microscopique nous révèle une organisation des plus simples. La partie fondamentale de la plante consiste dans une cellule arrondie ou ovalaire, n'atteignant pas dans la plupart des espèces, les dimensions des globules du sang ($0^m,003$ à $0^m,006$). Cette cellule nommée spore, sporule, sporidie, ira par multiplication engendrer des quantités innombrables de cellules semblables à elle; le pouvoir fécondant de ces êtres inférieurs est en effet incalculable, et c'est par centaines qu'on compte les spores sur une préparation microscopique bien réussie.

L'aspect brillant, stellaire des spores, leur résistance à l'action des alcalis caustiques qui détruisent les substances organiques ; au chloroforme, à l'éther qui dissolvent les matières grasses, les différencient nettement des éléments et des produits anatomiques normaux.

La consistance de ces petits corpuscules est considérable, et leur est fournie par l'enveloppe extérieure dure, coriace qui ne se laisse pas déformer et aplatir par une pression modérée. Cette propriété nous explique leur pénétration dans les pertuis les plus étroits. Agissant à la façon des corps étrangers, ils pressent sur les éléments qu'ils rencontrent, et finissent par cheminer dans les tissus en suivant les conduits des orifices pileux et sébacés ou en usant les couches situées sur leur passage.

D'un poids spécifique médiocre, ils flottent sur la surface des eaux, restent suspendus dans les corpuscules des poussières de l'air atmosphérique, et peuvent être transportés par les vents à de grandes distances.

Comme parties complémentaires de cette cellule, viennent s'ajouter des éléments que j'appellerai de perfectionnement. Ce sont des tubes rameux et entre-croisés remplis de spores, qui portent le nom de sporophores, réceptacles, et qui servent à la germination.

Enfin, des tubes vides, flexueux, inclinés en divers sens, entremêlés, forment un substratum qui, se fixant sur les tissus, unit par une chaîne organisée le parasite au tissu sur lequel il est implanté : ce sont les organes de végétation, de fixation.

Le tricophyton possède les trois ordres que nous venons d'énumérer, — spores, tubes sporophores, mycélium. M. Robin, cependant, ne parle pas du mycélium, et en cela, il a été suivi par beaucoup d'auteurs. Cet oubli tient à ce que les observateurs n'ont pas examiné le parasite à un moment favorable. C'est au début de l'apparition de l'herpès qu'il faut chercher le mycélium pour le rencontrer, sa présence est alors constante. On voit à cette période les spores en petite quantité relativement et un assez grand nombre de tubes renfermant des spores, ou bien complètement vides, flexueux. Ces tubes disparaissent ensuite. M. Bouchard a le premier bien étudié cette disposition et indiqué la cause de l'erreur où sont tombés les observateurs.

Les champignons d'un ordre plus élevé, dans la série végétale, ne diffèrent en rien par leur composition histologique du tableau que nous venons de tracer. Des appareils spéciaux de perfectionnement sont surajoutés ; mais la structure intime, la base fondamentale restent les mêmes.

Le parasite mis en contact avec la peau commence à se développer dans les couches les plus superficielles de l'épiderme, et envahit snccessivement les diverses couches des cellules épidermiques. Par sa présence, il produit une irritation qui se révèle par une tache rosée, bientôt suivie de la desquamation d'une poussière fine et blanche. Arrivé sur les poils follets, le tricophyton attaque la gaîne épidermique du poil.

Si l'on examine à ce moment la peau malade, on retrouve le tricophyton dans les poussières qu'on recueille par le grattage à la surface de la peau et dans la gaîne du poil arraché. Le végétal se présente sous forme de spores libres, quelquefois articulées en chapelet ; mais au début, on reconnaît une notable quantité de tubes variant entre 4 et 7 millièmes de millimètres de largeur, et d'une longueur variable.

Ces tubes sont : les uns vides, flexueux, anastomosés ; d'autres parfois renferment de petites spores. A une époque plus reculée on n'observe plus les tubes vides ; mais il est assez fréquent de rencontrer encore des tubes sporophores. — Dans l'expérience de M. Bouchard, qui sera indiquée plus loin, on a reconnu ce fait capital que si l'avulsion des poils était pratiquée à la période de début, la germination du parasite acquérait une activité très-grande, et que le follicule pileux devenait rapidement malade ainsi que l'intérieur du poil.

De là, ce précepte important de respecter le poil au début de l'affection et de ne pas exposer une ouverture béante aux chances de contagion.

Dans la teigne tonsurante, les cheveux sont envahis par les spores isolées ou réunies en chapelets du cryptogame, — plus d'aspect de tubes vides dans cette forme de la maladie.

Dans la mentagre, les filaments végétaux abondent à l'extérieur du poil, mais rarement ils pénètrent dans la profondeur ; ils glissent le long de la gaîne jusque dans le follicule qu'ils enflamment et font suppurer. — Ils finissent même par disparaître à la suite de la suppuration, expulsés au dehors avec le liquide purulent, car on ne les retrouve plus dans la période avancée de la mentagre soit dans le poil, soit dans les exsudats plastiques.

II. — SYMPTOMATOLOGIE.

Phénomènes produits par le parasite. — Les parasites cantonnés sur la peau donnent lieu à une double série de phénomènes :

1° Symptômes occasionnés par le développement et la multiplication du parasite lui-même ;

2° Symptômes de réaction fournis par l'organisme, et qui accusent l'impression ressentie soit sur le lieu malade, soit même pour certaines espèces sur des lieux plus éloignés par action réflexe.

Le tricophyton est accompagné d'un cortége de symptômes, qui diffèrent assez, suivant le siége, pour qu'il soit utile de créer ici une division, et de décrire successivement les effets du parasite sur la peau nue et sur les parties couvertes de poils (cuir chevelu, barbe, pubis, aisselle).

Tricophyton cutané. — Les affections cutanées produites par la germination et le développement du tricophyton sur la peau appartiennent aux espèces suivantes : *Herpès circiné,* — *herpès nummulaire,* — *herpès iris,* — *lichen circumscriptus,* — *pilaris,* — *certaines formes d'impétigo.*

Dans la forme la plus ordinaire, après une incubation variable entre dix et vingt jours, une légère tache rosée apparaît sur la peau ; ce point presque imperceptible d'abord s'agrandit bientôt et prend la figure d'un disque de la dimension d'un centime. La couleur s'accentue, devient rouge sombre, et la plaque commence par s'élever légèrement en relief. Un prurit modéré, mais persistant, une sensation de cuisson analogue à celle résultant de piqûres d'épingles, annoncent les premiers effets physiologiques de l'éruption.

La plaque continue à envahir les parties saines en conservant sa forme circulaire ; le bord se détache nettement sous forme d'un bourrelet visible à l'œil et nettement reconnaissable au toucher ; la couleur du limbe est plus prononcée, et quelques vésicules très-petites apparaissent du sixième au dixième jour sur cette circonférence. Le plus souvent on les reconnaît aux aspérités de la peau, plutôt qu'à l'inspection directe ; mais avec une loupe on les aperçoit distinctement. La durée de leur existence est éphémère, leur enveloppe se déchire, le contenu limpide et séreux s'écoule, et le liquide mélangé aux débris de l'épiderme forme de petites lamelles ténues, adhérentes, et qui sont un des meilleurs signes pour arriver au diagnostic.

Si le mal continue, une zone érythémateuse vient déborder la circonférence, et s'élever à son tour, en suivant les mêmes phases que la précédente ; pendant ce temps, les points primitivement affectés recouvrent leur apparence normale et guérissent dans l'ordre successif de leur apparition. L'herpès est alors réellement *circiné*, et présente cet évidement central qui a servi de type à sa description classique.

Arrivé à un certain degré de développement, l'herpès s'arrête et reste stationnaire pendant une période plus ou moins longue. D'autres fois on n'observe plus cet évidement central, la plaque demeure uniformément rouge avec un rebord plus ou moins accentué ; mais, circonstance remarquable, elle offre un aspect velouté, cotonneux, caractéristique, et qui n'offre rien de comparable dans les éruptions exanthématiques ou vésiculaires ordinaires. C'est l'*herpès nummulaire*.

Si dans le cours de sa marche, les circonférences successives décrites par l'éruption persistent pendant un certain temps, alors, en raison des modifications inégales produites par la marche naturelle du mal, la coloration des cercles concentriques est différente, et ainsi se produit l'*herpès iris*.

Enfin, dans un petit nombre de cas, la réaction est plus nettement accusée, et les petites vésicules de l'herpès sont remplacées par de véritables pustules d'impétigo éparses irrégulièrement sur le lieu malade, ou rangées circulairement dans son tiers externe ; c'est la forme *impétigineuse*.

Un exanthème avec production de vésicules ou de pustules a constitué un premier groupe de lésions. Nous en trouvons un second où des papules sont le résultat de l'influence parasitaire. Chez certaines personnes, dans les régions où les poils follets ont acquis un certain développement, on voit surgir des papules ou petites éminences pleines, solides, de la dimension d'un pois, légèrement élevées, traversées à leur centre par un ou plusieurs poils, et qui conservent ce caractère pendant toute leur durée en n'offrant qu'une prise médiocre à l'agrandissement centrifuge. De là, le lichen *pilaris et circumscriptus.*

Tricophyton. — Parties couvertes de poils. — Sur les parties couvertes de poils, le cuir chevelu, la barbe, etc., les phénomènes, résultat de l'apparition du tricophyton, conservent avec quelques changements les caractères déjà signalés, et de nouveaux symptômes viennent s'ajouter simplement aux précédents.

Ainsi, nous voyons l'herpès circiné se comporter comme à l'ordinaire au cuir chevelu, à la barbe, suivre une évolution normale et disparaître ; mais, c'est là un cas exceptionnel. Le plus souvent, les poils altérés témoignent par les modifications survenues dans leur texture de l'influence du parasite. — Ils deviennent secs, ternes, grisâtres, puis se fendillent à leur extrémité libre, et après un temps variable se cassent à deux ou trois millimètres de la surface de la peau. — D'autres fois, les cheveux se brisent ras la peau ; l'ouverture du follicule se présente sous la forme d'un point noir, comme dans l'acné simplex, et de la réunion de ces points résulte un aspect piqueté tout à fait caractéristique.

Au début du mal, quelques cheveux sont seuls atteints, puis la dépilation s'agrandit et se montre sous forme de plaques annulaires le plus ordinairement ; de là, le nom d'*herpès ton-surant* donné à cette forme de la maladie. Le parasite après s'être fixé sur le cuir chevelu, et après avoir par la germination microscopique amené ces altérations devient lui-même visible, et se reconnaît à des écailles blanches adhérentes à la surface malade, à une gaîne neigeuse qui entoure la partie restante du poil, au volume et à la blancheur des cheveux envahis par une végétation qui a pris ses racines dans l'intérieur du poil lui-même, et dans sa gaîne épidermique.

Tonsure, gaînes blanchâtres, tuméfaction du poil, tels sont les signes de cette première variété d'herpès tonsurant. — Les anneaux varient par leurs dimensions, les uns ne dépassent pas le diamètre d'une pièce de dix centimes, d'autres couvrent une partie du cuir chevelu, et dans certains cas invétérés, on a vu la tête toute entière envahie par le parasite,

Mais cet herpès n'affecte pas toujours la forme de tonsure, je l'ai vu souvent débuter par de petits points isolés, épars dans le cuir chevelu, n'ayant pendant plusieurs semaines aucune tendance à l'envahissement. Des pustules s'élèvent, une croûte impétigineuse recouvre la peau, et il faut un examen attentif pour saisir les altérations des cheveux. — Ces exemples se rapprochent de ceux fournis par la variété impétigineuse de la peau nue. — Dans des circonstances exceptionnelles, une desquamation abondante a lieu sur les parties affectées, et le mal revêt les caractères du *pityriasis.*

Après un temps des plus variables suivant les individus, les cheveux repoussent grêles d'abord, plus solides ensuite, et la guérison survient sans alopécie. J'ai toujours vu guérir l'herpès tonsurant *sans calvitie.* Lorsque des pustules impétigineuses ont compliqué l'affection, une alopécie temporaire a pu en être la conséquence ; mais toujours avec le temps, les cheveux ont repris leur apparence primitive.

Sur la face, plusieurs variétés de mentagre dépendent du tricophyton. L'herpès circiné ordinaire amène la *mentagre érythémateuse.* Le tricophyton avec complication pustuleuse produit la *mentagre proprement dite.* — Mais ici, un nouvel élément, l'épaisseur du cheveu, modifie la marche du mal en opposant une barrière difficile à franchir pour le parasite. Celui-ci se contente de germer à l'extérieur du poil, dans le follicule pileux, et amène par sa présence une inflammation de ce follicule qui se traduit par des pustules, du gonflement de la peau, de véritables exsudations plastiques, connues sous le nom de tubercules, (*mentagre pustuleuse, tuberculeuse*). Chez les sujets restés sans traitement, négligeant tous les soins de propreté, ces tumeurs peuvent s'ulcérer, suppurer et devenir de véritables ulcères, depuis longtemps déjà connus dans la science (*mentagre ulcéreuse, végétante*). Dans la généralité des observations, le mal débute par quelques points isolés qui vont en s'agrandissant et se recouvrent de croûtes jaunâtres, épaisses, adhérentes, agglomérant les poils. — Çà et là, on voit des pustules, le plus souvent isolées, qui s'élèvent dans la barbe.

La mentagre étant une affection bien connue dans ses symptômes, je n'entre pas dans de plus longs détails sur ses caractères.

Les cils sont quelquefois envahis, et une blépharite ciliaire avec pustules d'impétigo est la conséquence de la genèse parasitaire. (*Voir obs.* 4.)

Je signalerai, pour en terminer avec cette description, une altération remarquable des ongles, provenant de l'action du tricophyton.

L'ongle augmente d'épaisseur, se divise en feuillets facilement séparables à la superficie; plus profondément une substance grisâtre, caséeuse remplace le tissu unguéal, et dans son développement le parasite se substitue aux éléments normaux.

Dans ce court exposé symptomatique, je me suis peu arrêté à la description des symptômes que l'on trouvera exposés dans les ouvrages de Baeresprung, Robin et surtout de M. Bazin, dont les travaux remarquables ont vulgarisé en France les connaissances sur cette partie spéciale de la science. Je ferai remarquer seulement à ceux qui trouveraient bien étendu le champ d'action du parasite dans les nombreuses affections que je viens d'examiner : 1° que c'est un fait confirmé par l'expérience de tous les jours, et qui, par conséquent, pourrait se passer d'autres preuves; 2° que dans d'autres maladies parasitaires les choses se comportent exactement de la même manière. La gale, par exemple, outre le sillon et l'acarus, amène à sa suite non-seulement des éruptions vésiculeuses, mais des pustules, des bulles, des papules, des ulcérations profondes même, chez certains sujets. Il n'y a donc rien d'étonnant à voir le tricophyton suivant le terrain sur lequel il est implanté, et le mode de réaction de l'individu, produire tour à tour l'herpès circiné, nummulaire, iris, l'impétigo, le lichen, l'érythème, etc. Ces éruptions consécutives ne se rapportent pas plus aux espèces simples de lichen et d'impétigo que les vésicules et les pustules de la gale ne pourraient être confondues avec l'eczéma ou l'ecthyma vulgaires.

Est-il facile de reconnaître leurs caractères? Dans la majorité des cas, le diagnostic est simple. Ainsi, l'*herpès circiné vrai*, qu'il ne faut pas confondre avec certaines formes de pityriasis et de psoriasis évidé, est toujours parasitaire. — L'herpès nummulaire s'observe sous forme de gouttes souvent multiples, situées sur des parties découvertes (face, cou, avantbras); son aspect est cotonneux, velouté. La circonférence s'élève en relief, ou dans quelques cas plus rares, le centre proémine; la cuisson est assez marquée et le prurit fréquent. Le psoriasis guttata et surtout nummulaire en diffère par l'hypertrophie légère de la peau sur le lieu malade, les squames vraies qui recouvrent la plaque, l'aspect rude au toucher, l'absence complète de vésicules ou de relief. Et si ce dernier caractère existe, si le centre est évidé, le bord a toujours des squames qui révèlent la lésion primitive. L'impétigo parasitaire paraît sur la peau nue après avoir été précédé d'une rougeur érythémateuse; il débute surtout par la circonférence de la plaque et l'envahit progressivement; la plupart des pustules sont isolées les unes des autres. On retrouve quelques-uns des caractères de l'herpès circiné sur certains points ; enfin, il est ordinairement unique, peu étendu, rarement étendu à plusieurs régions; il siége sur les parties découvertes. L'altération des poils accompagne toujours l'herpès tonsurant, le lichen pilaris parasitaire. — Il y a sans doute des cas difficiles où l'examen microscopique est nécessaire pour arrêter définitivement le diagnostic, mais ce sont les plus rares. Presque toujours les commémoratifs, le siége, les phénomènes actuels permettent de reconnaître la nature du mal.

III. — CONTAGION ; IDENTITÉ DE LA CAUSE MORBIDE.

Contagion des affections cutanées tricophytiques. — L'herpès circiné est contagieux; les nombreux exemples cités par les auteurs, les faits observés journellement dans les hôpitaux, les écoles où la présence d'un seul malade suffit à la propagation du mal, ne permettent aucune hésitation à cet égard.

L'herpès tonsurant possède au plus haut degré ce pouvoir contagieux, mais cette propriété a été longtemps méconnue en France ou rapportée à d'autres lésions. Décrit par les Anglais sous les noms de Ringwurm, de Porrigo scutulata, l'herpès tonsurant est confondu, dans les descriptions de Willan et de Bateman, avec diverses éruptions simples d'impétigo et d'eczéma. Sa propagation dans les colléges anglais, sur des sujets bien nourris et d'une bonne constitution, avait frappé l'attention, mais il faut arriver aux recherches de Mahon jeune pour trouver une bonne description de cette affection (1829).

La maladie décrite par Mahon attira peu l'attention, et les auteurs français qui avaient supprimé la famille des teignes se trouvaient fort embarrassés d'expliquer certains faits de contagion par des maladies qui n'étaient pas la teigne faveuse.

La plupart supprimèrent la difficulté et préférèrent, sinon nier la réalité des observations, du moins invoquer une erreur de diagnostic. Le favus seul était contagieux; lui seul devait l'être; mais, en 1840, M. Cazenave eut à soigner, dans un collége de Paris, un certain nombre de pensionnaires atteints d'une altération particulière des cheveux, et il lui fut impossible de ne pas reconnaître la teigne de Mahon, le Ringwurm des Anglais. Il décrivit donc l'herpès tonsurant et eut l'occasion de le retrouver de nouveau un certain nombre de fois.

La propriété contagieuse ne fut plus contestée.

La mentagre donne lieu aux mêmes considérations. Mais indépendamment des cas nettement tranchés qui appartiennent à l'espèce vulgaire, et doivent la faire placer dans une catégorie particulière, on est exposé à se trouver en présence de faits complexes, à physionomie transformée ; ainsi certains impétigos limités, certaines formes de pityriasis, quelques tubercules cutanés jouissent du pouvoir contagieux.

La contagion invoquée dans ces cas par le malade était le plus souvent repoussée par le médecin, qui s'obstinait à voir dans ces cas l'influence de la diathèse herpétique.

Au lieu de nier les faits qui sont d'observation vulgaire, il faut les constater et les expliquer. Or, toute affection contagieuse suppose une cause spéciale qui, par cela seul, lui donne un cachet à part.

Abstraction faite de toute théorie, les pityriasis, les impétigos contagieux ne peuvent être décrits avec leurs homonymes.

Il existe donc une classe de maladies se présentant sous forme d'herpès circiné, nummulaire, iris, impétigo, lichen pilaris et circumscriptus, herpès tonsurant, impétigineux, ulcéreux ou végétant, qui est de nature contagieuse.

Il nous reste à démontrer que ces affections reconnaissent une même cause, que le contagium est identique dans tous ces cas, et qu'il appartient au même parasite, — le tricophyton.

Identité de l'agent contagieux. — Les diverses affections dont nous venons de tracer l'histoire appartiennent-elles à une cause unique ou sont-elles sous la dépendance de contagiums différents ?

Le meilleur réactif des maladies contagieuses est l'organisme humain. Toutes les fois que des effets identiques se manifesteront, nous supposerons avec vérité l'unité de la cause génératrice. Nous examinerons successivement les preuves fournies par la clinique, la médecine vétérinaire et l'expérimentation.

1° *Coexistence de l'herpès circiné et de l'herpès tonsurant.* — Il est fréquent d'observer chez le même sujet la coïncidence de l'herpès circiné et de l'herpès tonsurant. Une simple visite dans un hôpital spécial démontre ce fait.

30 fois nous avons pu suivre jour par jour la marche du mal chez des enfants qui ont été infectés et qui ont contracté, à l'hôpital même, l'herpès tonsurant, et, dans tous ces cas, nous avons noté l'apparition d'herpès circiné en plaques plus ou moins nombreuses qui siégeaient le plus souvent à la nuque et présageaient l'invasion du cuir chevelu.

Chez l'adulte, on observe aussi la coïncidence de la mentagre et de l'herpès circiné. Ce fait est beaucoup plus rare que dans le cas précédent. Je l'ai observé six fois seulement : quatre fois la plaque herpétiforme siégeait à l'avant-bras, une fois à la nuque, une fois au cou.

2° *Coexistence sur la même plaque des deux herpès simple et tonsurant.* — Sur quelques malades, on observe manifestement, sur une même plaque, l'herpès circiné et l'herpès tonsurant ; à la nuque, par exemple, la moitié du cercle repose sur la peau nue — herpès circiné; — l'autre moitié attaque les cheveux — herpès tonsurant. — Pourrait-on admettre que la nature de la maladie changeât subitement sur une même plaque de l'étendue d'une pièce de un franc ?

Ces faits avaient déjà été notés par Mahon, par M. Caze-

nave. M. Bazin les a signalés, et tous les spécialistes les ont
cent fois rencontrés.

3° *Transmission de ces différentes formes les unes par
les autres.* — La clinique prouve que des malades atteints
d'herpès tonsurant transmettent l'herpès circiné et réciproquement. Cette proposition a été démontrée par les observateurs déjà cités. Deux fois j'ai suivi en grand la preuve dans
deux maisons d'orphelins. La contagion fut apportée par un
enfant atteint d'herpès tonsurant, et ce mal se propagea à la
plupart des pensionnaires sous deux formes principales, herpès circiné, herpès tonsurant. Dans une observation que je
cite plus loin, des poils d'herpès tonsurant communiquèrent un
herpès circiné, un impétigo, une blépharite ciliaire parasitaire. (V. obs. 4.)

On observe fréquemment au cuir chevelu la transformation
sur place de l'herpès circiné en tonsurant.

4° *Transmission des animaux à l'homme sous différentes
formes.* — La médecine vétérinaire nous offre une preuve
bien frappante de cette identité.

Plusieurs animaux domestiques, et spécialement le veau,
le bœuf, le cheval, le chien, le chat, le lapin, sont sujets à
l'herpès tonsurant, et, en raison de la structure de la peau,
l'herpès affecte toujours cette forme. Eh ! bien, ces affections,
en se transmettant à l'homme, le seront toujours du moins
dans l'immense majorité des cas, sous la forme d'herpès circiné. M. Malherbe, qui a décrit cette affection endémique dans
la Vendée, l'a vu paraître au poignet, à l'avant-bras, au menton et au bord de la bouche, chez des enfants qui avaient
l'habitude d'embrasser les jeunes veaux confiés à leur garde.
(Malherbe et Letenneur, Nantes, 1852.)

Des faits semblables avaient déjà été relatés par Lavergne
et Carrère (*Journal des vétérinaires dn Midi,* 1838) ; par Verheyen (*Journal vétérinaire de Belgique,* 1842) ; par Cazenave
(*Annales des maladies de la peau et de la syphilis,* 1851) ; en
Allemagne, par Kœlreutter (*Méd. Correspond. Blatt,* 1836) ;

Ritter (même journal, 1846); Ritter (*Hufeland's Journ.*, 1841), et bien d'autres que j'omets de citer, ne voulant pas allonger cette notice déjà trop longue. M. Bazin a indiqué ce caractère, mais d'une manière assez confuse, au point de vue des signes microscopiques.

Enfin, M. Raynal a lu en 1858, à l'Académie de médecine, un mémoire important dans lequel il prouve qu'il existe chez le cheval et le bœuf une affection contagieuse que l'on peut désigner sous le nom de dartre tonsurante, contagieuse, que cette affection est transmissible à ces différents animaux entre eux, et qu'elle peut se communiquer des animaux à l'homme.

Ces observations diverses s'accordent à prouver qu'il existe chez certains animaux domestiques des affections caractérisées par la germinaison du parasite végétal, le tricophyton, et qu'elles se transmettent de l'animal à l'homme sous forme d'herpès circiné ou impétigineux, comme j'ai eu occasion de le voir.

5° *Preuves expérimentales de l'identité.* — L'expérimentation directe sur l'homme a confirmé cette identité. A l'époque où M. Bouchard était mon interne à l'Antiquaille, il fit sur lui-même, à l'Antiquaille, une expérience que je rappellerai sommairement et qu'il a publiée dans la *Gazette médicale de Lyon*, 1859.

Inoculation le 27 juillet 1859, avec de l'herpès tonsurant sur deux points de l'avant-bras.

7 août, dix jours après, tache rose, prurit.

8 août, onzième jour, élevure du derme.

10 août, treizième jour, évidement du centre. L'aspect circiné se dessine.

Le quinzième jour de l'éruption, apparition des vésicules sur la surface; plus tard survinrent des pustules isolées d'impétigo et des plaques de lichen circonscrit. Cette observation importante dans l'histoire de la tricophytie, car elle a permis d'étudier beaucoup d'autres points intéressants de son histoire, démontre de la façon la plus formelle qu'un herpès tonsurant inoculé a produit un herpès circiné et du lichen pilaris, circumscriptus.

Sans être ausi directe, l'observation de l'endémie qui règne à l'Antiquaille est bien aussi une preuve expérimentale. Dans cet hospice, où les enfants sont mélangés sans distinction, teigneux, dartreux et scrofuleux, rien n'est plus fréquent que de voir des enfants sains être pris d'herpès.

Dans l'espace de trois ans, on compte cinquante cas de contagion dans l'hospice même, et je n'ai noté que ceux où l'affection rebelle a exigé des soins spéciaux et un long traitement pour être dissipée.

Sur ces cinquante enfants, douze étaient d'une bonne constitution, bien portants, affectés de maladies de la peau, trente-huit étaient plus ou moins scrofuleux, parmi eux vingt-deux étaient dartreux, seize atteints d'ulcères, caries, engorgements glandulaires, etc.

Ainsi donc, nous voyons la contagion transmettre indifféremment l'herpès circiné, la teigne tonsurante, la mentagre et cela indifféremment.

Une affection qui se présente avec un pareil cortége symptomatique, un ensemble d'altérations microscopiques tout à fait identiques, nous paraît donc devoir se rattacher à une seule et même cause.

Est-ce à dire cependant que rien ne modifie ces conditions et que le mélange soit aussi confus qu'il le paraît au premier abord ? Le plus souvent un certain ordre s'établit. L'herpès circiné apparaît d'abord, éphémère ou persistant ; il peut être suivi plus tard de teigne tonsurante sur les parties couvertes de poils. La forme impétigineuse n'est qu'une complication ; le lichen pilaris circonscrit s'observe sur les parties couvertes de poils follets ou isolés comme à la nuque.

Une circonstance qu'il importe de préciser, c'est la rareté des éruptions tonsurantes au cuir chevelu, chez l'adulte. Autant cette affection est fréquente chez le jeune enfant, autant elle est rare à un âge plus avancé. Je ne l'ai pour mon compte observée que trois fois et cette circonstance est d'autant plus singulière qu'à la barbe le tricophyton élit son domicile, et que la mentagre ou sycosis se rencontre fréquemment sans dépasser la région qui l'a vu naître.

A quoi tient cette singulière disposition?

La contagion chez l'enfant s'opère surtout à la tête par le bonnet; chez l'adulte au menton et à la joue par le rasoir; mais cela en rendant compte du siége primitif n'explique pas pourquoi, chez le premier, une plaque d'herpès circiné laisse toujours craindre l'envahissement du cuir chevelu et que le sycosis ne s'accompagne presque jamais de cette complication. La difficulté de la contagion en raison de la rudesse, de l'épaisseur du poil entre bien en ligne de compte, mais il reste néanmoins toujours une inconnue, et je ne veux pas trop m'appesantir là-dessus, craignant d'entrer dans le domaine de l'hypothèse pure.

IV. — CONDITIONS DE PROPAGATION. — PROPHYLAXIE.

Mode de développement. — Le contact direct est le mode de contagion le plus fréquent; les rapports continus entre enfants qui vivent dans les mêmes salles, le changement de bonnets, les jeux, etc., facilitent singulièrement le transport des molécules contagieuses.

Dans les hôpitaux spéciaux, les sœurs chargées du service, les infirmières, les médecins sont placés dans des circonstances trop favorables à la contagion pour y échapper. Deux fois j'ai contracté l'herpès circiné, les deux infirmières épileuses en ont à plusieurs reprises été atteintes, et plusieurs sœurs hospitalières sont dans le même cas.

Le pouvoir contagieux dans la tricophytie existe donc à un bien plus haut degré que dans le favus qui est considéré comme le type des teignes contagieuses. A l'Antiquaille, j'ai vu cinq fois seulement le favus se transmettre.

Sous le rapport de l'état de santé des malades contagionnés, je n'ai rien noté de spécial.

Dans les hôpitaux d'enfants, la proportion des sujets lymphatiques est très-grande, et c'est ce qui nous explique le grand nombre des contagionnés parmi les malades appartenant à cette catégorie.

Dans les providences, les mêmes remarques sont applicables; un établissement qui comptait une majorité notable d'enfants vigoureux a été envahi en entier, et j'ai vu le même résultat dans une autre maison qui ne recevait que des infirmes.

Dans la clientèle civile, les malades atteints d'herpès étaient plutôt vigoureux que débiles.

En somme, l'influence du tempérament, de la constitution joue un faible rôle dans la production du mal. Il en est tout autrement de l'âge pour l'herpès tonsurant, ainsi que nous l'avons vu.

Faut-il cependant rapporter tous les exemples de contagion à un contact direct? Je n'oserais l'affirmer ; ainsi dans ces derniers temps l'analyse de l'air atmosphérique, des poussières recueillies dans le service des enfants, nous ont révélé des faits de nature à accuser l'influence de l'air.

M. Lemaire a fait l'expérience suivante à St-Louis.

« Je plaçai, dit-il, à 50 centimètres de la tête, deux vases allongés remplis de glace et reposant sur une petite cuvette. Alors un courant d'air fut établi de manière à transporter la poussière favique vers les vases.

Je fis agiter les cheveux et les croûtes en les faisant gratter par le malade et l'air emporta à une assez grande distance des parcelles de matière favique, visibles à l'œil nu, dans lesquelles le microscope me permit de constater l'existence de l'achorion. — Ce premier résultat avait son intérêt, mais celui que j'attendais des vases de glace devait en avoir un autre plus important. En effet, le courant d'air qui passait sur la tête du malade venait frapper ces réfrigérants, y déposait l'eau qu'il tenait en suspension, et cette eau découlant le long des parois se réunissait dans la cuvette. C'est dans ce liquide que j'ai trouvé un grand nombre de spores isolées. Il est difficile de préciser la distance à laquelle ces spores peuvent être transportées, mais on ne saurait douter qu'elles ne puissent l'être fort loin. (*Acad. des sciences*, 19 juillet 1864.)

Cette expérience est trop simple pour être probante, et il est évident qu'elle devait réussir. En poussant des corpuscules de favus vers un vase voisin on devait amener nécessairement la découverte du parasite dans le liquide.

Les expériences que nous avons faites de concert avec M. le docteur Dron sont beaucoup plus explicites. Nous avons recueilli les poussières accumulées sur une horloge élevée, et dans d'autres points de la grande salle des enfants. Ces poussières, indépendamment des corpuscules ordinaires qu'elles renferment, contenaient des spores transparentes, incolores, d'un diamètre variable entre 4 et 5 millièmes de millimètre, réfractaires à l'action de la potasse, de la soude caustique et du chloroforme. Ces spores étaient isolées, non disposées en forme de chapelets, aucune n'était tubulée.

Elles étaient mélangées à beaucoup d'autres substances de nature organique, fils de charpie, coton, substances minérales, charbon, etc. Nous avons examiné les poussières contenues dans des verres renfermant une légère couche d'eau, et nous avons obtenu les mêmes résultats.

Prophylaxie, traitement. — Les déductions pratiques que nous tirons des faits précédents sont :

1° L'isolement des malades teigneux.

Il est facile d'apprécier les conséquences désastreuses du mélange d'enfants atteints de maladies diverses. Nous demandons que les enfants atteints de tricophyton soient isolés, séparés des autres malades, et qu'un pavillon ou des salles spéciales leur soient affectés. — Dans les écoles, ils doivent être immédiatement renvoyés.

Cette mesure seule arrêtera l'endémie que nous avons observée et qui se continue malgré les efforts persévérants de M. le docteur Dron, mon successeur dans le service des enfants.

2° Dans les familles, une médication abortive sera faite toutes les fois qu'elle sera possible. Si une ou deux plaques d'herpès existent seules, on passera le crayon de nitrate d'argent, ou bien on appliquera un emplâtre de Vigo, qui agit tout à la fois comme parasiticide et comme moyen de protection.

3° Dans le traitement de la teigne tonsurante, on emploiera de préférence les topiques adhésifs qui opposent une barrière à la dissémination des spores (emplâtre de M. Baumès).

Si on se sert de pommade, de lotions, etc., on recommandera au malade de tenir toujours la tête couverte, — et il sera utile de lui faire porter en permanence une calotte de papier.

Traitement. — Je serai très-bref sur le traitement.

L'herpès circiné guérit spontanément sous l'influence des moyens les plus divers, après un temps plus ou moins variable, 15 à 40 jours.

Les meilleurs agents à employer sont : les pommades avec le turbith minéral, le soufre, les lotions avec une solution de sublimé, d'acétate de plomb, les teintures aromatiques, les bains sulfureux. La crème fraîche, le fromage mou sont très-utiles dans les herpès enflammés.

Dans l'herpès tonsurant, aux moyens précédents on ajoutera l'épilation lorsqu'elle sera praticable, car il est des cas où il est impossible de saisir un seul cheveu à la pince sans le casser.

L'épilation à la pince seule nous a donné de médiocres résultats, aussi ne la conseillons-nous maintenant que lorsque la maladie est déjà avancée, et encore l'associons-nous à l'épilation par l'emplâtre de M. Baumès, que nous appliquons immédiatement après.

L'épilation des cheveux voisins de la plaque pour empêcher

la propagation du mal est sans aucune influence sur sa marche. Elle ne doit jamais être employée à titre de préventif.

Après cet exposé, M. Gailleton fait passer sous les yeux des membres du Congrès une série de dessins représentant les différents malades observés à l'Antiquaille et qui montrent les différentes formes de la tricophytie.

Obs. 1. — *Herpès circiné simple. — Contagion par herpès impétigineux.*

Une jeune femme (30 ans) vient me consulter portant deux plaques sur la partie latérale du cou. Ces plaques sont arrondies, d'un rouge vif, élevées au-dessus de la peau; leur centre légèrement convexe est recouvert d'une poussière blanche, et les bords sont couverts de vésicules très-petites reposant sur un liseré rouge à peine élevé. Aspect que j'appellerai cotonneux, aucune trace d'évidement central. Prurit continu. L'affection date de huit jours. A l'examen microscopique, spores libres, en chapelets, tubes de mycélium. Traitement par la pommade au turbith au 60ᵉ seulement, en raison de la finesse et de la susceptibilité de la peau. Bain sulfureux tous les trois jours; lotions à l'eau de lavande étendue d'eau. — Guérison le vingtième jour.

En recherchant l'origine de cette affection, je reconnus sur l'avant-bras d'une domestique de la maison une plaque d'impétigo qui occupait la région dorsale de l'avant-bras à la partie inférieure et empiétait un peu sur la région antérieure. La surface malade est irrégulière, quadrangulaire, mais le mal avait commencé par un petit point rouge qui s'était successivement agrandi depuis un mois. Plusieurs poussées de pustules s'étaient faites depuis le début du mal à diverses reprises, et au moment de mon examen, sur toute la surface existaient des croûtes jaunâtres d'impétigo avec sécrétion abondante d'un liquide puriforme, sur les bords de l'éruption ; gonflement manifeste, œdémateux. Sur de petites lamelles d'épiderme prises en divers points je pus reconnaître quelques spores rares, il est vrai, mais suffisantes pour nous renseigner sur la nature du mal. Traitement par la pommade camphrée, les cataplasmes de fécule ; bains émollients (mauve et sureau), pendant cinq jours; puis, pommade et lotions à l'acétate de plomb; le vingtième jour, la malade allait assez bien, mais elle partit et je ne la revis plus.

Dans cette observation, nous voyons le tricophyton revêtir la forme impé-

tigineuse, se transmettre par contagion et donner lieu à un herpès circiné
simple. Il eût été intéressant de connaître l'agent primitif de la contagion. La
domestique accusait un chat qui était couvert de croûtes et qu'elle avait soi-
gné, mais l'animal ne put être retrouvé.

OBS. 2. — *Herpès circiné de la barbe.*

Un homme âgé de 50 ans vint me consulter pour une éruption datant de
quinze jours environ. Il avait aperçu un point rouge au milieu de la barbe
du côté droit, et le mal en s'agrandissant avait envahi tous les favoris du
même côté droit. Un cercle unique occupait cette région et s'arrêtait à trois
ou quatre centimètres de la ligne médiane du menton. La moustache avait
été respectée. La circonférence était d'un rose vif, son bord élevé, saillant,
pour ainsi dire à pic, mais on ne distinguait aucune vésicule. Au dire du malade, cette circonférence s'était agrandie progressivement, et à mesure qu'elle
s'étendait, le centre perdait son aspect inflammatoire. Prurit assez intense ;
sensation de tiraillement de la peau de la joue ; pas de traces de pustules
d'impétigo, ni de réaction inflammatoire, excepté sur le cercle extérieur.
Pommade au turbith le soir ; lotions 5 0/0 acétate de plomb dans la journée ;
application de crême fraîche le matin. Un mois de traitement a suffi pour
faire disparaître entièrement les symptômes du mal.

Cette éruption est un des plus beaux cas d'herpès circiné que j'aie vus. Ici,
rien de semblable à la description ordinaire de la mentagre. Une particula-
rité à noter, c'est la limitation si tranchée de l'affection à une moitié de la
figure.

OBS. 3. — *Herpès circiné à marche rapide. — Lichen pilaris.*

Une jeune fille de 20 ans voit apparaître quelques légères taches érythé-
mateuses sur la peau des joues et du menton. Elle n'apporte pas grande
attention d'abord à cet état, mais ne tarde pas à s'inquiéter sérieusement en
voyant bientôt la peau du cou et de la poitrine se couvrir de ces efflores-
cences. Elle vient me consulter, il y a un mois et demi. A ce moment, la
peau de la joue, du menton, de la nuque, de la partie antérieure du cou,
est couverte d'une éruption générale confluente pour la face, où elle affecte

la forme d'un pityriasis aigu; avec quelques débris de cercles encore apparents et d'anneaux accolés les uns aux autres pour le cou et la nuque. Ces plaques arrondies, du diamètre d'une pièce de un franc, sont rouges sur toute leur étendue ; elles présentent un léger rebord saillant, mais peu accusé néanmoins. Une plaque isolée sur la partie antérieure de la jambe présente plus nettement les signes de l'herpès circiné. Bord saillant, élevé ; quatre à cinq vésicules plutôt perceptibles au toucher qu'à la vue. Un prurit continu et des plus incommodes pousse sans cesse cette jeune fille à se gratter et ce fâcheux symptôme n'est pas un de ceux qui sont le moins désagréables à la malade. Je reconnais l'herpès circiné et l'examen microscopique confirme le diagnostic en montrant une quantité considérable de spores et de tubes dans les débris d'épiderme ramassés à la surface de la peau.

Prescription : pommade calomel 4/30 ; bain sulfureux tous les deux jours ; lotions sous-carbonate de soude 5/100. Quatre jours après cette prescription, les plaques existantes sont devenues plus rouges, d'une couleur vineuse, la démangeaison persiste, les membres inférieurs sont envahis dans toute leur étendue par des plaques nombreuses qui couvrent les jambes, les cuisses, les fesses et laissent à peine quelques intervalles de peau saine entre leurs anneaux. A la partie supérieure du cou, et un peu au-dessus de la ligne d'implantation des cheveux on aperçoit une dizaine de points arrondis, rouge sombre, saillants, rudes au toucher, couverts de petites surfaces blanchâtres, traversés par les poils et qui forment des gouttes convexes (lichen pilaris parasitaire, spores nettement visibles). Même pommade ; tisane amère ; purgatifs légers, séné, huile de ricin ; bain sulfureux et gélatineux; lotions, eau de lavande une cuillerée à bouche dans un verre d'eau.

Sous l'influence de cette médication, le prurit diminue. mais la coloration rouge persiste, la peau devient sèche et rude et ses mouvements de glissement sont douloureux.

Le quinzième jour du traitement, on commence l'emploi du turbith minéral et du soufre en pommade 1 gramme de chaque sur 30 grammes d'axonge ; un bain sulfuro-gélatineux tous les jours : application de crème fraîche sur la peau de la face.

Le vingtième jour du traitement, la peau prend une couleur gris-noirâtre, l'affection tend à rétrograder.

L'éruption de la face pâlit dans toute son étendue et devient le siége d'une desquamation abondante. Sur le corps et les membres, l'anneau s'évide un peu dans ses deux tiers internes et la circonférence extérieure se détache seule en brun noirâtre. Les petits points envahis dans le cuir chevelu s'effacent, et malgré toute l'attention que j'y ai apportée, je n'ai pu observer aucun trouble dans la couleur et la consistance des poils et je n'ai pu retrouver de traces de parasite dans les quelques poils que j'ai examinés.

Le trentième jour tout a disparu, seulement la peau reste sèche, privée de souplesse, et des pellicules nombreuses se détachent de sa surface.

Le quarantième jour, l'état normal est revenu.

Cette observation est intéressante par la marche aiguë de l'affection, par l'envahissement successif de toutes les régions du corps à l'exception du cuir chevelu, du front, du nez, des mains et des pieds. Le prurit a été très-accusé.

Cette affection ne peut être rattachée qu'à l'herpès circiné. La forme arrondie de l'éruption, la présence du tricophyton en sont la preuve directe. L'absence des squames suffit pour écarter l'idée d'un psoriasis, affection avec laquelle on eût pu confondre notre lésion. La forme, la grandeur, la disposition des plaques arrondies, la différenciaient au premier abord des exanthèmes vulgaires.

Enfin, malgré toutes nos recherches, nous n'avons pu retrouver l'agent de la contagion. Pas d'enfants ni d'animaux domestiques dans la maison. Aucun rapport *présumé* avec des personnes atteintes de maladies de la peau.

Je me bornerai à noter l'influence rapide du traitement : une dartre vulgaire n'eût pas disparu avec cette rapidité, et l'emploi rationnel d'une médication spéciale a bien vite arrêté les progrès d'un mal toujours croissant.

OBS. 4. — *Herpès tonsurant ayant produit par contagion : 1° un herpès circiné à forme impétigineuse ; 2° un herpès circiné simple ; 3° une blépharite ciliaire avec brisure des cils.*

Une domestique trouve dans un tiroir un papier renfermant dans ses plis de la matière parasitaire (poils et débris épidermiques d'une teigne tonsurante). Poussée par la curiosité, elle déplie le papier et verse sur ses habillements, peut-être sur les bras, la presque totalité du contenu. Dix jours après, une tache rouge apparaît sur l'avant-bras du diamètre d'un pois et pendant quelque temps continue de grandir. Cette fille n'apportant à ce fait aucune attention laisse le mal s'aggraver et la plaque finit par égaler la dimension d'une pièce de cinq francs. Vers le vingtième jour de l'éruption, l'herpès circiné occupait toute la largeur de la région dorsale de l'avant-bras et apparaissait un peu sur la région palmaire. Le diamètre vertical était environ de 8 à 10 centimètres. La surface malade, d'abord uniformément rouge, avait un peu pâli vers le centre et s'élevait sur les bords en formant une saillie manifeste. Pendant son développement excentrique, la circonférence, au lieu des vésicules ordinaires de l'herpès était couverte de vésico-pustules qui grossissaient rapidement et formaient une bordure d'impétigo avec croûtes jaunâtres et épaisses. Au prurit initial avait succédé la cuisson et une douleur assez intense. L'examen microscopique fit reconnaître une grande quantité de spores contenues dans les lames épidermiques et un certain nombre de tubes disposés en chapelet. Un traitement émollient d'abord, crême, huiles d'amandes douces, bains de mauve, apaisa l'inflammation, et la cure fut achevée par l'emploi de la pommade au turbith continué pendant cinq semaines.

2° Le vingt-cinquième jour de l'éruption de la bonne, un enfant de la maison présente un petit point rouge sur la paupière supérieure de l'œil droit, et sans attendre que le diagnostic fût plus confirmé, on cautérisa à la pierre la surface malade et on frictionna avec de la pommade soufrée. L'herpès, car c'en était un, fut arrêté court sur la place cautérisée, mais deux jours après, et avant que la pellicule noire, résultat de la cautérisation, fût tombée, une rougeur sombre apparut vers le bord libre de la paupière, dans toute son étendue, et cinq jours après survenait une blépharite ciliaire. Cette affection présentait les symptômes suivants : rougeur vive du bord libre ; un peu au-dessous de l'implantation des cils, et à leur base d'implantation, se voient une douzaine de petites pustules de la grosseur d'un grain de millet ; la paupière est légèrement gonflée et il s'écoule une certaine quantité de mucus purulent ; le matin, les yeux sont chassieux, et les paupières collées entre elles ne s'ouvrent qu'après un lavage à l'eau tiède.

Une dizaine de cils sont brisés et coupés aussi nets que si l'on eût employé des ciseaux. Les cils qui sont entiers sont implantés moins solidement et on les arrache sans trop d'efforts. Craignant de voir le mal envahir le cuir chevelu, j'épile rapidement les cils et puis en emporter les deux tiers environ des plus malades. Devant la résistance opiniâtre de l'enfant, il est impossible de pratiquer une deuxième fois l'épilation. Pour diminuer l'irritation, j'emploie des douches oculaires au moyen d'un courant continu répété cinq minutes à trois ou quatre reprises par jour, et quinze jours après l'arrachement des cils tout avait disparu. Examinés au microscope, les cils présentèrent les signes ordinaires de la tricophytie : spores nombreuses siégeant dans la gaine épidermique du poil ; quelques rares spores sur les parois des cils qui étaient restés entiers ; multiplication des spores dans les cils cassés, et accumulation de ces germes parasites entre les fibres du poil.

3° La mère de l'enfant, qui avait exécuté le traitement, ne tarda pas, à son tour, à être contagionnée, et lorsque la guérison du petit malade était confirmée, deux plaques d'herpès parurent chez la mère, une à l'avant-bras, l'autre à la jambe. Ces deux plaques furent immédiatement cautérisées au nitrate d'argent, et malgré ce traitement, d'autres cercles ne tardèrent pas à se produire, et dans l'intervalle d'un mois les bras, les cuisses, les jambes, la poitrine, toutes les parties du corps, à l'exception de la tête et des extrémités inférieures furent couvertes d'anneaux circinés. Cette dame était alors enceinte de six mois, etmalgré tous les traitements externes employés, pommade au turbith, au soufre, à l'acétate de plomb, bains sulfureux, rien ne put faire rétrograder l'affection. La maladie resta à la période érythémateuse, quelques rares vésicules apparaissaient de temps à autre sur les cercles d'herpès, mais l'affection était atonique, si l'on peut se servir ici d'une pareille expression. Quinze jours après l'accouchement, tout disparut spontanément et sans qu'aucun traitement eût été fait depuis un mois.

4° Une autre enfant, plus débile et plus chétive cependant que le frère dont nous avons parlé plus haut, fut prise aussi d'herpès, mais elle en fut quitte pour une seule plaque au dos de la main qui disparut huit jours après une cautérisation à la pierre.

RÉFLEXIONS. — Nous voyons dans cette observation quatre personnes atteintes par contagion d'herpès circiné et la filiation des accidents est des plus faciles à suivre. Mais ce qui doit attirer notre attention, c'est la marche différente de la maladie chez les divers sujets. La bonne, d'une constitution assez robuste, mais lymphatique, a un herpès à forme impétigineuse ; le petit garçon, après une petite plaque, voit une blépharite pustuleuse survenir et démontrer une fois de plus l'identité de l'herpès circiné et tonsurant. Enfin, chez la mère l'affection est des plus tenaces, l'état puerpéral a-t-il été une condition favorable à la germination du parasite ? Il est permis de le penser en considérant avec quelle facilité le microsporon se développe sur les femmes enceintes (masque des femmes enceintes). La disparition rapide de l'éruption après l'accouchement confirme cette manière de voir, surtout si l'on considère que les symptômes étaient jusqu'alors complètement stationnaires et rebelles aux agents thérapeutiques ordinairement si puissants contre une affection légère. La cautérisation, même à une époque rapprochée du début du mal, a été impuissante pour en arrêter le développement. Peut-être serait-il permis de penser que la contagion d'emblée multiple avait ainsi empêché l'action d'un moyen héroïque et qui arrête rapidement les progrès du parasite.

Lyon. — Imp. d'Aimé Vingtrinier, rue Belle-Cordière, 14.

10

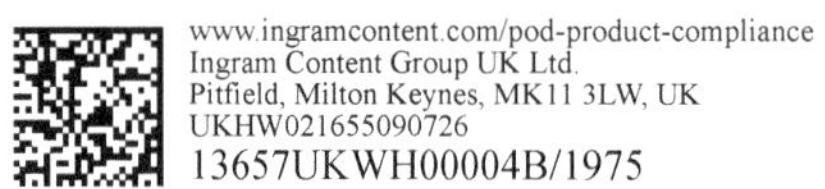